Tausche Zigaretten gegen Traumkörper

Klara Walters

Inhaltsverzeichnis

„Mit dem Rauchen aufzuhören ist kinderleicht."

„Ich habe es schon hundertmal geschafft!"

(Mark Twain)

Einleitung

Dienstag, 1. Jänner 2018

08:30h

"Verdammt nochmal, irgendwo muss doch noch eine Zigarette sein!"

Ich laufe wie eine Irre in meiner Wohnung umher und suche alle früheren Geheimverstecke und Notdepots ab, finde aber nichts.

"Verdammte Sch****, das kann doch nicht wahr sein!"

Was ist passiert?

So, mein Entschluss ist gefasst. Nach fast 25 Jahren Intensivrauchen habe ich den Entschluss gefasst, mein Leben wieder selbst in die Hand zu nehmen und der Droge Nikotin endlich abzuschwören.

Ist es mein 1. Versuch?

Nein, bei weitem nicht, aber diesmal habe ich einen Plan und fühle mich gut vorbereitet.

Mein Schlachtplan:

Mehrere Antiraucher Bücher lesen – check!

Blogs und Erfolgsstorys lesen – check!

Unterstützung von meinen Freundinnen und Arbeitskollegen geholt – check!

Anmeldung im Fitnesscenter – check!

Duftkerzen für das Auto und die Wohnung gekauft – check!

1 Tag vorher:

Alle in der Wohnung gefundenen Zigaretten wurden in kleine Teile zerschnitten und in ein leeres Gurkenglas gelegt - als visuelle Abschreckung, denn diesen Mist an Giften und Schadstoffen möchte ich nicht mehr in meinem Körper haben.

Alle Aschenbecher wurden verschenkt oder entsorgt.

Ich habe gelesen, dass Wegräumen oder Verstecken nicht reicht. Je mehr Dinge an das Rauchen erinnern, desto höher ist die Rückfallquote.

Alle Feuerzeuge in der untersten Schublade versteckt - nichts soll mich mehr an das Rauchen erinnern.

Alle Vorhänge sind frisch gewaschen (mit Rosmarinduft), die ganze Wohnung wurde stundenlang durchgelüftet und mit Raumsprays bearbeitet. Die Couch, das Bett, der Teppichboden, usw.

Obst und Fruchtsäfte sind eingekauft. Das soll mich über die ersten Stunden bringen und auch für Ablenkung sorgen. Auch wenn ich eigentlich nicht so die Obstesserin bin, aber es wurde in so vielen Büchern beschrieben, dann muss es doch helfen und ich möchte keinen Tipp unversucht lassen!

Ich poste auf allen sozialen Medien, dass ich ab morgen eine Nichtraucherin sein werde (und bitte gleichzeitig um Unterstützung, dass mir ja keiner eine Zigarette anbietet bzw. mich davon abhält eine anzunehmen). So soll der

Druck für mich weiter erhöht werden - schließlich will ich ja nicht vor meinen Freundinnen als „Looser" dastehen...

Damit ich es leichter habe (und meinen Neujahrsvorsatz dieses Jahr auch wirklich einhalten kann), habe ich die Silvesterfeier bei Freunden abgesagt. Wir wissen ja alle, dass diese Art der Vorsätze (kein Alkohol mehr, keine Zigarette mehr, endlich eine Diät machen, etc.) meistens schon 15 Minuten nach Mitternacht mit einer Zigarette in der Hand und dem zweiten Glas Prosecco bereits wieder Geschichte sind. Die Gulaschsuppe um 4 Uhr früh erledigt auch das Thema Diät).

Aber zurück zur Szene vom Beginn des Buches.

"Wie heißt nochmal der vertrottelte Autor der schrieb - "Denken Sie nicht an eine Zigarette und sie werden auch kein wollen. Lenken sie sich einfach mit anderen Dingen ab!"

"Ja Mann, ich suche ja schon seit 15 Minuten nach einer Zigarette, aber Ablenkung ist das keine!!!!"

Also gut … ich besinne mich kurz … auf die Ratschläge der Autoren…

„Versuchen Sie es mit einem frisch gepressten Orangensaft – der schmeckt gut und die frische Zubereitung lenkt auch von Ihrer Sucht ab!"

Ok. Ich versuche es. Ich habe extra Bio-Orangen gekauft, um meinem Körper etwas besonders Gutes zu tun.

Die Orangen werden geschält und in kleine Stücke geschnitten, kommen in den Mixer und los geht´s. Ähhh… Ach ja, Stecker einstecken wäre hilfreich. Also hinten am Kabel herumfummeln und dann den Schalter drücken.

Uppps. Deckel vergessen und natürlich war der Mixer an. Das Ergebnis in meiner Küche erinnert an diverse Failarmy und Hoppala-Videos. Eine riesen **Sauerei!**

Aber ja - ich bin jetzt wirklich abgelenkt. Nach einer Runde schimpfen und fluchen mache ich mich daran, die Küche wieder zu putzen.

Aber tatsächlich – ich habe die nächsten 15 Minuten auf das Rauchen vergessen und war tatsächlich abgelenkt, aber nicht so wie es in dem Buch beschrieben war….

Aber kaum sitze ich mit meinem Fruchtsaft im Wohnzimmer...

Mein Körper schreit wieder intensiv nach Nikotin – mehr noch als vor einer halben Stunde. Nun ja, ich schreie mittlerweile eigentlich auch. Zum Glück wissen auch meine Nachbarn von meinem Nichtraucher-Projekt und trauen sich die nächsten Wochen gar nicht mich anzusprechen...

"Vielleicht noch in der Badetasche vom letzten Sommerurlaub? Da könnte noch eine Schachtel Zigaretten sein!"

Der Kasten wird regelrecht geplündert, alles Mögliche fällt herum und wird zur Seite geworfen.

Fehlanzeige.

„AAAAHHHHHH!"

Sorry liebe Nachbarn.....

Leidvoll muss ich erkennen, dass es doch nicht so einfach geht, wie ich es mir gedacht habe - obwohl ich genau weiß, dass schon nach wenigen Tagen das Nikotin in meinem Körper abgebaut und die Sucht eigentlich überwunden ist, fällt es mir unglaublich schwer dem körperlichen Verlangen standzuhalten.

Das große Problem ist die Gewohnheit. Schon nach dem Aufstehen war der Griff zur Brille und zur Zigarettenschachtel jahrelang mein Morgenritual. Sozusagen ein antrainierter Tagesablauf. Ich habe sogar darüber nachgedacht auf Kontaktlinsen umzusteigen, aber ich habe mit meiner Ungeduld die Zeit aus den Augen verloren und kam dann richtig in Stress. Eigentlich etwas das es zu vermeiden gilt.

Nach dem Aufsetzen der Brille (und der ersten Zigarette) ging ich ins Bad und dann weiter zum Kaffee – den gab es natürlich mit der nächsten Zigarette.

Zwar sieht mein Plan vor, nur mehr Tee zu trinken, damit ich das Ritual durchbrechen kann, aber die Zigarette am Morgen fehlt mir schon, während ich in den Spiegel schaue. Irgendwie habe ich das Gefühl, dass mich mein Körper gerade fragt:

„Hey – hast Du nicht etwas vergessen?"

„Guten Morgen!"

„Meine tägliche Nikotindosis ist fällig!"

Nach dem Frühstück – mit meinem viel zu heißen Tee in der Hand – blicke ich aus dem Fenster.

Ach, ich blicke direkt auf meinen besten Freund.

Wer das ist?

Ganz klar, jemand der immer für mich da ist – für 24 Stunden täglich – egal ob im Sommer, im Winter, bei Regen oder Sturm.

Wen ich meine?

Na, den Zigarettenautomaten gleich gegenüber von meinem Wohnhaus!

In meiner Not war er immer für mich da. Wie ein Drogendealer der immer die benötigte Dosis auf Lager hatte. Falls meine Lieblingssorte aus war, gab es immer ein Ersatzprodukt.

Wenigstens habe ich mir vorgenommen, meinen Weg ins Büro zu ändern, um nicht genau an ihm vorbeizugehen...

6 Monate später

Heute gibt es definitiv etwas zu feiern. Ich bin 6 Monate rauchfrei.

Nach meinem Besuch im Fitnesscenter fühle ich mich wieder richtig wohl. Die Typen vor dem Fitnesscenter mit der Zigarette in der Hand sind allerdings nicht mehr mein Fall.

Heute gibt es definitiv etwas zu feiern. 6 Monate sind eine wirklich lange Zeit und ich bin sehr stolz auch mich. Viele haben an mir gezweifelt. Zugegeben, ich manchmal auch an mir selbst. Es gab einige Momente, an denen ich dachte – ach nur eine einzige Zigarette und dann wieder eisern aufhören...

Ich kann nur jeden Raucher davor warnen. Kaum ist die „eine" Zigarette geraucht beginnt alles wieder von vorne. Der ganze Entzug, das ganze Theater – nein lasst es gleich sein. Ihr macht Euch keinen Gefallen, sondern werdet wieder rückfällig.

Wie habe ich es geschafft - was ist alles passiert?

Die Geschichte und den Weg zum Nichtraucher werde ich auf den nächsten Seiten erzählen. Meine zahllosen Versuche, Rückfälle und Probleme und der Weg in ein viel besseres Leben. Ich werde Dir erzählen welche Tipps mir geholfen haben und welche für mich völlig wertlos waren. Das soll aber nicht heißen, mein Weg ist der einzig Richtige. Jeder Mensch ist anders. Jeder Mensch reagiert anders, hat eine andere Motivation und Einstellung. Auch die Willenskraft oder der Grund, um das Rauchen zu reduzieren oder zu beenden, ist meistens völlig unterschiedlich. Ich zeige Dir, wie ich es geschafft habe.

Der Titel ist übrigens richtig - ich bin ein neuer Mensch - kein Model, aber für mein Alter habe ich meinen Traumkörper. Ich bin 45, 173 groß und habe ehrliche 74 kg. Doch auch mein Gewicht hat sich in den letzten Monaten verändert, dazu aber später mehr in einem eigenen Kapitel.

Das ist eigentlich die wichtigste Frage überhaupt.

Ich könnte jetzt mit einer blabla-Antwort kommen (Empfehlung des Arztes, keine Luft beim Stiegen steigen, etc.), aber es war doch ganz anders.

Connie, eine sehr nette Arbeitskollegin ist mit 51 Jahren an Lungenkrebs erkrankt – wir haben täglich etwa die gleiche Menge geraucht und das war dann ein Weckruf.

Der Weg durch die Chemo hat sie sehr verändert und damit meine ich nicht nur körperlich. Es war beängstigend zu sehen, wie sie regelrecht verfallen ist. Der Lebensmut und vor allem die Lebensfreude war weg.

Das wollte ich nicht auch durchmachen müssen. Bisher hatte ich immer gesagt: „das trifft nur andere Raucher oder welche die viel mehr rauchen als ich".

Diese Meinung hatten letztendlich die anderen Kollegen im Büro - es wurde brav weitergeraucht, denn es trifft ja nicht mich, sondern "immer" die anderen.

Wenn man das Ganze nüchtern betrachtet, hilft ein Blick in die Statistik:

„121.000 Menschen in Deutschland starben 2013 an den Folgen des Rauchens. Damit waren 13,5 Prozent aller Todesfälle durch das Rauchen bedingt."

Quelle: www.krebsgesellschaft.de

„Ja und?" mag jetzt der eine oder andere sagen.

Dann schauen wir uns doch gemeinsam kurz an, wie viele Menschen das wirklich sind und versuchen da eine Relation zu finden:

In Wolfsburg leben rund 124.000 Einwohner.

In Göttingen rund 120.000 Einwohner.

In Bottrop rund 117.000 Einwohner.

In Bremerhaven rund 114.000 Einwohner

In Erlangen rund 112.000 Einwohner.

Also fassen wir einfach einmal zusammen:

<u>Jedes Jahr stirbt eine dieser Städte komplett aus!</u>

Oder anders ausgedrückt:

Alle fünf Jahre sterben ca. 600.000 Menschen an den Folgen des Rauchens.

Das wären Städte wie Leipzig, Dortmund, Essen, Bremen, Dresden, Hannover, Nürnberg.

Und um es klarzustellen. Ich meine nicht, dass dort nur die Raucher sterben – nein ALLE vom Neugeborenen bis zum Greis...

Oder überlegen wir einmal, wie viele ICE Züge, Flugzeuge voll mit Menschen jedes Jahr sterben würden, wenn wir diese nur mit Rauchern besetzen würden.

Mich haben diese Zahlen dann doch recht schockiert. Um so mehr war ich motiviert, um mit dem Rauchen aufzuhören.

Die Antwort ist zweigeteilt.

Einerseits wie ich es geschafft habe, mit dem Rauchen endlich aufzuhören und wie ich zu meinem Traumkörper kam. Für mich gehört das zusammen, da ich durch das Training auch Kraft und Durchhaltevermögen getankt habe. Auch mein Personal Trainer war eine richtige Motivationskanone! Das hat mich dabei unterstützt meinen Willen beim Nichtrauchen aufrecht zu erhalten.

Ich habe das Geld nicht mehr in Zigaretten investiert, sondern für meinen Wunschtraum ausgegeben. Da blieb auch so viel Geld über, dass ich monatlich 2-mal einen Personal Trainer bezahlen konnte. Meinen Trainingsplan werde ich später auch kurz zeigen, aber dieser ist immer abhängig von der eigenen Fitness und diese ist bei Rauchern ja sehr häufig nicht wirklich vorhanden. Du glaubst mir nicht? Dann nimm doch das nächste Mal im Einkaufzentrum einfach die Stufen statt der Rolltreppen und gehe in den 3. Stock.

Dein Herz rast, Du hast die berühmte "Schnappatmung", musst sogar mehrmals stehenbleiben und husten? So war es bei mir auch - die Betonung liegt auf <u>war</u>. Heute ist das kein Thema und ich gehe bewusst immer die Stufen - ist eigentlich wie eine Übung im Fitnesscenter - heißt dort übrigens Stepper ,-)

20 Zigaretten am Tag. Nun naja, vielleicht etwas gemogelt, denn am Wochenende oder bei einer Feier kam noch einiges dazu. Gesellschaftsrauchen ist hier das Stichwort.

Ohne viel nachzudenken habe ich immer die nächste Zigarette angezündet, wenn sich jemand anderer eine Zigarette angezündet hat. Warum? Keine Ahnung, das war einfach so. Gewohnheit, Intuition oder das Spiegeln des Gegenübers?

Was auch immer der Grund war, es war wie ein Teufelskreis, eine Zigarette nach der anderen, ohne auch nur einen Moment darüber nachzudenken, wie viele ich heute Abend eigentlich schon geraucht hatte. Ich hatte ja immer eine Reservepackung dabei. Eine zweite Reservepackung lag immer im Auto – man weiß ja nie.... Ach, die angebrochene Stange Zigaretten in der Arbeit hätte ich jetzt fast unterschlagen. Irgendwo muss ich ja mein zweites Depot haben.

Dieses „nicht nachdenken" über die nächste Zigarette war auch eine meiner persönlichen Hürden.

Die erste Zigarette nach dem Aufstehen, dann zum Kaffee, dann auf dem Parkplatz vor dem Haus, am Weg ins Büro, 2 Rauchpausen am Vormittag. Nach dem Mittagessen sowieso eine Zigarette, dann eine am Weg zurück ins Büro. Wieder 2-3 Rauchpausen (je nach Wetter bzw. ob Sommer oder Winter) und am Weg zum Auto, nach der Busfahrt für den Heimweg.

Zu Hause dann eine „Endlich-zu-Hause-Zigarette", eine „schnelle" Zigarette nach dem Abendessen und natürlich mehrere Glimmstängel zum Abendprogramm vor der Glotze. Und als finale Zigarette, die vor dem Einschlafen. Macht in Summe etwa 20 am Tag...

Es ist auch eigenartig, dass sich Raucher giftiges Unkraut in ein Papier einwickeln, danach anzünden und inhalieren. Das klingt aus dem Mund einer Nichtraucherin logisch. Als starke Raucherin würde ich jede Menge Argumente finden um das „ganz anders" zu sehen. Tabak ist ja eine Pflanze, also eigentlich Bio und der Rest sind doch nur Aromastoffe... Blödsinn wenn Du einmal schaust was alles noch zusätzlich (!) in der Zigarette steckt. Ich meine die krebserregenden Inhaltsstoffe, etc.

Fakt ist aber:

Neben Alkohol ist Nikotin die am häufigsten konsumierte Droge in Deutschland.

Null Zigaretten und das Positive daran ist, ich finde sogar den Gedanken daran schon etwas widerlich. Ich möchte auch den Gestank nicht mehr in meiner Wohnung oder meinem Gewand haben. Heute fällt es mir sofort auf, wenn ich einen verrauchten Pulli ausziehe. Früher war das gar nicht möglich, da meine Wohnung ja auch nach Rauch gestunken hat.

Eine positive Veränderung bereits nach einigen Tagen war das Wiederfinden des Geschmacksinnes, als hätte ich eine neue Zunge. Für Dauerraucher mag das total bescheuert klingen, aber es ist wirklich so. So als würde ein Belag oder eine Schicht von meiner Zunge gelöst werden und ein neuer Geschmackssinn kommt zum Vorschein.

Aber zählen wir die **Vorteile** des Nicht-Rauchens doch einmal auf:

Der Geschmack wird wieder intensiver.

Die Zähne werden wieder weißer (dauert!).

Die Husterei am Morgen fällt weg.

Ich schmecke beim Küssen nicht mehr nach einem Aschenbecher.

Keine stinkenden Finger mehr.

Keine stinkende Wohnung mehr.

Kein stinkendes Auto mehr (auch der Wiederverkaufswert steigt).

Ich habe mehr Geld für die schönen Dinge (Schuhe und Klamotten).

Ich sterbe keinen qualvollen Tod.

Meine Lebenserwartung steigt signifikant an (Jahre!).

Vorbildfunktion für die Kinder (Kinder von Rauchereltern werden häufiger auch zu Rauchern).

Aber zählen wir doch auch einige **Nachteile** des Rauchens auf:

Kurzatmigkeit.

Hustenanfälle.

Die Haut wird dünner und ist nicht mehr so elastisch.

Vorzeitige Faltenbildung.

Das Risiko einer Fehlgeburt steigt an.

Zahnfleischerkrankungen.

Passivrauchen schädigt die Kinder, Familie, Freunde, Kollegen.

Rauchen kostet täglich (!) wertvolle Lebenszeit (bei mir waren das 1,5 Stunden am Tag).

Ja total!

Ich meine <u>total GELOGEN</u>. Wer etwas anderes sagt, will meistens etwas anderes verkaufen (Kurse, Seminare, eine Therapie, etc.).

Wie ein Drogensüchtiger hätte ich sehr viel für eine Zigarette getan. Allgegenwärtige Versuchungen – egal wohin ich schaute. Das ist mir früher nie aufgefallen. Ich dachte sogar daran, dass ich Raucher wie ein Magnet anziehe, immer sind die in meiner Nähe!

So wie wenn eine schwangere Frau auf einmal viel mehr Kinderwägen sieht. Es ist ihr vorher nie aufgefallen, die Sensibilität ändert sich einfach und man schaut bewusster.

Aber auch da fällt mir wieder einer der „genialen" Tipps eines Bloggers ein:

„Geben Sie Ihr Stammlokal einfach auf und suchen Sie sich neue Nichtraucher-Freunde."

„Hallo – bist Du bescheuert? Ich gebe doch keine Multi-Jahres-Freundschaften auf!"

„Ich gehe einfach trotzdem hin und rauche einfach nichts!"

Das war bei meinen früheren Versuchen aufzuhören oftmals die Schwierigkeit. Natürlich wollte ich meine Freundinnen treffen, aber nach dem 2. Prosecco und dem Passivrauchen, war es dann schon vorbei mit meiner „eisernen" Willenskraft...

Bei meinem finalen Versuch habe ich anfangs die Besuche in meinem Stammlokal radikal reduziert – die ersten 2 Wochen bin ich gar nicht hingegangen. Ich konnte mit meinen Freundinnen auch mit WhatsApp und FaceTime kommunizieren. Das war kein echter Ersatz, hat mir aber beim Vermeiden der Versuchung sehr geholfen.

Was war das Schwierigste?

Puh, das ist eine schwere Frage, es waren mehrere Dinge:

Den inneren Schweinehund überwinden.

Durchhalten.

Den Willen zeigen und aufrechterhalten.

Täglich den Versuchungen zu widerstehen, das Aufstehen, das Schlafen gehen, die bisherigen Rituale verändern, Stufen steigen, der 2. Besuch des Fitnesscenters.

Im Büro die Frage: "Kommst Du mit, wir machen eine Rauchpause", usw.

Ich könnte noch lange weiterschreiben, weil es so viele Dinge waren.

Ich kann euch nur meinen Rat geben:

Durchhalten und auf Kurs bleiben – wie ein Schiff das in einen Sturm kommt. Versucht die Klippen zu umschiffen, auch wenn ihr für kurze Zeit den Kurs um 180 Grad ändern müsst.

Verliert das Ziel nicht aus den Augen. Nicht aufgeben! Die See ist rau, die Wellen sind hoch und ihr werdet nass werden, aber es lohnt sich weiter auf den Zielhafen (=Nichtraucher sein) zuzusteuern.

Eure stärkste Waffe ist Zeit – ihr musst durchhalten!

Nun ich habe natürlich nicht mitgezählt, vielleicht ein paar tausend Euro, aber das war es doch Wert.

Warum?

Die vielen Stunden mit Kollegen in der Rauchpause, die lustigen Plaudereien, Feiern und Party's mit Freunden und vieles mehr, haben das doch gerechtfertigt. Andere gehen stundenlang Golf spielen und geben auch eine Menge Geld aus, um einen kleinen Ball zu treffen/schlagen und dann gemütlich auf der Wiese spazieren zu gehen (sorry, liebe Golfer!).

Aus heutiger Sicht kann ich nur sagen, es war deutlich mehr Geld als ich dachte. Das folgende Excelsheet soll das einmal verdeutlichen.

Anzahl Zigaretten/Tag	20
Anzahl Zigaretten/Monat	600 (30 Tage)
Anzahl Packungen/Monat	30 (zu je 20 Stk.)
Preis Packung	6,4
Kosten pro Monat/Euro	192
Verzinsung	5%
Laufzeit in Jahren	25

Jahr	Kosten/Jahr	Summe	Am Ende der Laufzeit
1	2304	2304	7.802
2	2304	4608	7.431
3	2304	6912	7.077
4	2304	9216	6.740
5	2304	11520	6.419
6	2304	13824	6.113
7	2304	16128	5.822
8	2304	18432	5.545
9	2304	20736	5.281
10	2304	23040	5.029
11	2304	25344	4.790
12	2304	27648	4.562
13	2304	29952	4.345
14	2304	32256	4.138
15	2304	34560	3.941
16	2304	36864	3.753
17	2304	39168	3.574
18	2304	41472	3.404
19	2304	43776	3.242
20	2304	46080	3.088
21	2304	48384	2.941
22	2304	50688	2.801
23	2304	52992	2.667
24	2304	55296	2.540
25	2304	57600	2.419
Summe:	57.600,00		115.461

Zur Erklärung der rechten Spalte. Mein Mann Clemens kommt aus der Finanzbranche und er ist für die Veranlagung unseres Geldes zuständig (ein spanisches Dorf für mich – vielleicht schreibt er ja einmal ein Buch dazu?).

Er sagt immer, dass Geld veranlagt werden soll und er rechnet langfristig mit 5% Rendite. Das liegt langfristig so ziemlich in der Mitte zwischen einem Anleihen- und Aktienportfolio. Daher hat er die ersparten Kosten (2.304 Euro pro Jahr) mit 5% Ertrag hochgerechnet. Das ist, seiner Meinung nach, der Betrag, den wir Raucher uns eigentlich ansparen und erwirtschaften können.

Aber schauen wir uns die Zahlen einfach an.

Upps, da habe ich mich dann doch grob verschätzt, oder besser gesagt, ich wollte es wohl nicht wahrhaben. Da es wöchentlich ein kleiner Betrag ist, verliert man die Summe aus den kleinen Einzelbeträgen total aus den Augen. Ich habe das Rauchen auch immer wie eine Art Hobby oder Zeitvertreib gesehen und dafür gibt ja jeder Mensch Geld aus.

Selbst ohne Zinsen war das über die Jahre ein Betrag von 57.000 Euro. Inklusive Zinsen/Erträge wären das (laut Clemens sehr wahrscheinlich) über 115.000 Euro gewesen. Ich möchte das jetzt gar nicht in Schuhe oder ähnliche Dinge umrechnen, weil dann kommen mir echt die Tränen…

Wenn Du eine eigene Berechnung durchführen möchtest, schreibt mir einfach eine formlose Mail, gerne sende ich Dir die Datei zu. Keine Sorge ich schreibe keine Serienmails oder Newsletter.

Klara.Walters@mail.de

Der durchschnittliche Zigarettenpreis über die Jahre war bei mir wahrscheinlich 5 Euro pro Packung. Das Ganze dann hochgerechnet auf meine 25 Jahre ergibt schon eine ganz stolze Summe.

Falls Du jetzt glaubst, dass die Zigarettenpreise bei uns in Deutschland teuer sind, dann schau mal auf folgende Grafik. Hier siehst Du den Einzelhandelspreis einer Packung Zigaretten in den jeweiligen Ländern.

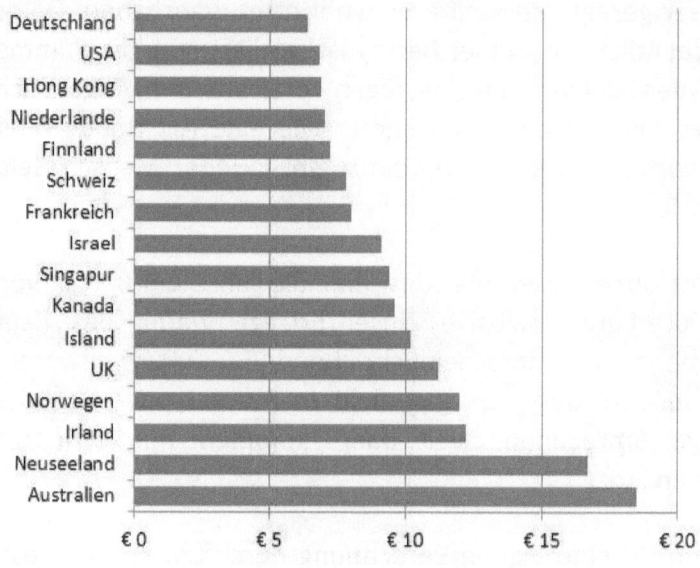

Es ist schon spannend, wie sehr sich der Mensch selbst belügen oder zumindest wie die Realität verfremdet werden kann. Aber das führt mich gleich zur nächsten Frage.

Lohnt es sich überhaupt aufzuhören?

Aus medizinischer Sicht gibt es hier nur eine richtige Antwort.

JA!

Es ist niemals zu spät um mit dem Rauchen aufzuhören. Lass uns das ein wenig greifbarer machen:

Wenn der Rauchstopp zwischen dem 25. und 34. Lebensjahr erfolgt, verlängert sich Dein Leben um 10 Jahre!

Wenn der Rauchstopp zwischen dem 55. und 64. Lebensjahr erfolgt, verlängert sich Dein Leben um 4 Jahre!

Also wenn Du Deine Enkelkinder aufwachsen sehen möchtest, hast Du es jetzt in der Hand!

Entschließe Dich heute noch mit dem Rauchen aufzuhören!

Nicht nur das Leben verlängert sich – auch die Lebensqualität verbessert sich enorm. Im Sommer mit dem Rad fahren und einen kleinen Ausflug machen ist dann kein Problem mehr. Eine kleine Wanderung in der Natur – kein Problem mehr. Das bedeutet mehr sozialer Kontakt im Alter!

Ein Marathon. Ist für mich auch heute ein Problem. Klar ohne Training ist das nicht machbar und auch nicht gesund. Könnte ich es als Nichtraucher schaffen? Ich denke ja. Mit langfristigem Training und ärztlicher Unterstützung sollte das bei mir klappen. Mein Thema ist, dass Laufen gar nicht mein Ding ist. Was aber zu „meinem Ding" geworden ist, beschreibe ich im nächsten Kapitel.

Mein Trainingsplan:

Dies ist mein Trainingsplan. Dieser Plan ist jedoch nicht für jede oder jeden geeignet. Bitte beachtet eure körperliche Verfassung und konsultiert im Zweifel immer einen Arzt.

Grundsätzlich gilt:

Geht es langsam an. Überfordert euch nicht gleich beim ersten Training. Ein schlimmer Muskelkater für 3 Tage demotiviert enorm. Ihr benötigt – vor allem zu Beginn – viele kleine Erfolgserlebnisse!

Eine gesunde Ernährung und Bewegung ist der Schlüssel zum Erfolg.

Also gehen wir es Schritt für Schritt an – welch ein Wortspiel für das nächste Kapitel.

Kleinigkeiten machen den Unterschied:

Stiegen steigen! Mein Büro liegt im 3. Stock – 96 Stiegen in der Früh. Als ich noch geraucht habe, war das undenkbar.

Falsch, ich hätte es natürlich geschafft - es hätte nur 5 Minuten gedauert – die Stufen hinunter meine ich...

Hinauf?

Verrückt geworden? Die Kurzatmigkeit hatte ich schon beim Schleppen der Einkäufe. Das Husten war auch nicht gerade hilfreich. Ein Puls von 140 ist ja schließlich auch nicht gesund, daher dann doch lieber immer den Lift nehmen - der fährt ja sowieso, egal ob ich einsteige oder nicht! Bei der Fahrt kann ich auch gleich mit dem Bürotratsch beginnen und eventuell auch neue Leute kennenlernen.

Idealerweise kann ich mich mit der Person dann gleich zur 10 Uhr Zigarette vor dem Eingang verabreden...

Mittlerweile verwende ich auch bei der U-Bahn oder im Einkaufzentrum prinzipiell immer die Stufen und nicht mehr den Lift oder die Rolltreppe.

Falls Du ein Fitnessarmband oder ein sonstiges Fitnessgerät verwendest, wirst Du positiv überrascht sein, wie viele Schritte Du so am Tag zurücklegst. Das ist Deine tägliche Motivation! Du wirst jede Woche mehr schaffen, denn Dein Körper erholt sich mehr und mehr.

Im Sommer gieße ich die Blumen nicht mehr mit dem Gartenschlauch sondern mit einer Gießkanne. Warum? Ich muss öfters hin und her gehen und trainiere auch meine Arme, da die Gießkanne 7kg schwer ist. Das ist wie eine Zwischeneinheit im Fitness Center! Und ich bin in der frischen Luft und kann die Sonne genießen.

Kein Trainingsplan ohne Änderung der Essensgewohnheiten

So, dieses Kapitel wird wohl so mancher überspringen wollen, aber ohne "mittelgroßen" Anpassungen wird es schwierig eine der größten Ängste zukünftiger Nichtraucher zu nehmen. Die Gewichtszunahme.

Wenn wir keine Zigarette in der Hand haben, fehlt uns etwas. Da bietet sich doch das kleine Stück Schokolade an! Das müssen wir in die Hand nehmen, auspacken und in den Mund stecken. Hmmm, und gut schmecken tut es auch noch, ach was solls, gleich noch ein zweites Stück. Ich esse dann zu Mittag weniger - versprochen...

Hahahaha... Ich werde das nicht weiter ausführen wie das bei mir war. Also gut – bei mir waren es +7 kg und das lag vor allem an der Schokolade.

Aber ernsthaft, alle die glauben es gibt nur mehr Salat, Obst und Gemüse kann ich beruhigen. Durch den Nikotinwegfall hast Du zwar öfters Hunger, aber wenn Du regelmäßig (!) ins Fitnesscenter gehst, kannst Du das mehr als kompensieren. Dann geht sich auch locker noch ein Stück Torte aus.

Mein persönlicher Tipp:

Ich habe mir im Büro abwechselnd Karotten und Gurken in ca. 1 cm große Stücke geschnitten. Keine lange Streifen - die erinnern wieder an eine Zigarette. Daneben stand eine große Karaffe mit Wasser und Zitronen, daneben ein Glas.

Dieses Wasser solltest Du immer trinken, wenn das Hungergefühl aufkommt. Ein voller Magen hat weniger Hunger.

2. Vorteil: Wenn der Drang nach einer Zigarette groß wird, ist meistens der Drang Richtung Klo größer ;-)

Mein Fehler zu Beginn war, dass ich neben dem Fernsehen immer kleine Schokoladenstücke am Tisch stehen hatte. Jedes Mal, wenn der Film spannend, langweilig oder sonst etwas war, habe ich einfach in die Schüssel gegriffen.

Die Lösung war dann relativ einfach. Ich habe mir nur 3 Stück mitgenommen, die restlichen Schoko Bons waren in der Küche, ganz oben im Regal. Aufstehen, um neue zu holen wollte ich dann auch nicht. Das findet mein Mann auch immer störend, wenn er sich einen Film nicht in Ruhe ansehen kann.

Im Büro hatte ich auch meine Schokoladenlade. Die vorletzte Schublade in meinem Schreibtisch. Das war natürlich sub-optimal (schön umschrieben). Ich habe die Schokolade in einen Kasten verdammt. Damit hätte ich jedes Mal aufstehen und hingehen müssen. War mir dann zu blöd und so konnte ich meinen Schokoladekonsum um etwa 2/3 reduzieren.

Zu Beginn – so muss ich gestehen – dachte ich, dass ein Fitness Center sicher nichts für mich ist. Diese muskelbepackten Kraftpakete, das Gestöhne beim Gewichte heben, das angestarrt werden, etc.

Also habe ich mich auf die Suche nach einem Fitness Center für Frauen gemacht und wurde auch fündig. Zum Glück war das kein Schiki-Micki Ort, wo es wichtig ist welche Klamotten jemand an hat. Auch keine Hipster Platz, wo alle mit dem iPhone herumlaufen.

Nach meinem ersten Rundgang hatte ich dann schon einmal ein gutes Gefühl, welches dann beim ersten Training mit einem Trainer bestätigt wurde. Es wurde gefragt, was meine Ziele sind und ob ich irgendwelche Verletzungen (Bandscheibenvorfall, etc.) hatte. Nicht so wie bei einem anderen „Low-Cost-Anbieter" wo ich sogar für die Benützung der Dusche zahlen müsste...

Also mein Plan war 5 Tage die Woche zu trainieren. Ein Plan der von meinem Trainer gleich „angepasst" wurde. Also Montag, Mittwoch und Freitag. Dazwischen hatte ich sowieso einen Muskelkater und hätte nicht trainieren können...

Ich habe mich nach längerem Überlegen dann doch für das Krafttraining entschieden. Für alle die Angst haben, nach ein paar Monaten wie Arnold Schwarzenegger auszusehen – ich kann euch beruhigen.

Zu Beginn gab es einfache Kniebeugen. Zwischen den Übungen habe ich anfangs sowieso viel gehustet (Raucherhusten). Erst nach ein paar Wochen habe ich dann leichte Hanteln verwendet. Kniebeugen mit der Langhantel erst nach gut 6 Monaten.

Das Krafttraining hat mich auch selbstbewusster gemacht. Positive Nebeneffekte sind auch, dass durch die gestärkte Rückenmuskulatur die Rückenschmerzen weniger wurden.

Grundsätzlich hilft Sport gegen Muskelabbau (ab 40 schon ein Thema) und ist gut für die allgemeine Koordination. Dass Sport gut für die Fettverbrennung ist, brauche ich glaube ich nicht anführen.

Aber zurück zum Training.

Aufwärmen ist besonders wichtig – ich bin dazu gute 10 Minuten am Rad gesessen und habe locker (!) in die Pedale getreten. Es soll ja ein Aufwärmen und nicht das Gewinnen der Tour de France sein.

Anschließend dann meine Übungen, welche ich mit meinem Personal Trainer besprochen habe. Hier auch gleich ein Tipp. Macht alle 2 Wochen eine Fixstunde, dann kann er auch darauf achten, ob Du die Übungen auch korrekt ausführst oder dass die Gewichte angepasst werden. Es macht keinen Sinn wenn Du immer einen so großen Muskelkater hast, dass Du gar keine Stiegen mehr steigen kannst. Das ist demotivierend und macht keinen Sinn. Ein kleiner Muskelkater war für mich immer eine Motivation, weil ich merkte, dass ich Muskeln aufbaue. Diese Balance zu finden dauert aber ein paar Wochen um Dich und Deinen Körper besser kennenzulernen.

Meine persönlichen Tipps & Tricks

Keine E-Zigaretten Nikotinkaugummis oder Nikotinpflaster verwenden.

Warum soll ich ein Übel (das Rauchen) mit einem anderen Übel (E-Zigarette) bekämpfen? Das Ziel ist ja nicht einen Ersatz zu finden, sondern endgültig damit aufzuhören!

Die einzigen, die damit wieder Geld verdienen wollen, sind – Trommelwirbel – wieder die Tabakindustrie (wem glaubst Du gehören die größten E-Zigarettenanbieter).

z.B.

„Das Start-up Juul aus dem Silicon Valley erhält 12,8 Milliarden Dollar von Marlboro-Mutter Altria. Damit will der Konzern den Tabak abschaffen, aber nicht das Nikotin."

www.handelsblatt.com

Der Tabakkonzern BAT hat die Übernahme des polnischen E-Zigaretten Herstellers Chic Group angekündigt.

Imperial Brands (besser bekannt unter dem früheren Namen Imperial Tobacco - bekannt etwa durch Gauloises) hat einen österreichischen E-Zigaretten-Hersteller (Von Erl) gekauft.

Wenn wir schon beim Thema sind. Wer verdient an den Rauchern?

Tabakindustrie, Verpackungsindustrie, Krankenhäuser, Ärzte, Anbieter von Seminaren, Therapeuten, Anbieter von E-Zigaretten, Pflaster, usw. Du stehst da nirgends auf der Liste!

Mein Hauptproblem in den ersten Tagen war, dass meine Hände/Finger regelmäßig etwas gesucht haben - die Zigarette in der Hand. Als Lösung habe ich mir jede Menge Stifte auf den Schreibtisch gelegt.

Im Nachhinein betrachtet war das nicht hilfreich, denn mein Gehirn hat immer weiter nach einem Zigarettenersatz in den Fingern verlangt. Das Problem ist die Gewohnheit.

Das Gehirn muss über Wochen und Monate umprogrammiert werden. Das klingt jetzt sehr technisch, aber wir erledigen so viele Dinge unbewusst, dass wir darüber nicht nachdenken müssen. Ich habe jahrelang die Bewegung des Rauchens einstudiert - dass es ins Unterbewusstsein übergegangen ist. Beim Gehen denken wir ja auch nicht mehr: Bein heben, nach vor bewegen - Gleichgewicht halten - Bein aufsetzen, usw.

Dieser Automatismus muss auch beim Rauchen verändert werden. Oft scheitern wir schon daran, wenn wir einen Aschenbecher oder ein Feuerzeug sehen. Wozu brauchen wir diese Dinge - zum Rauchen, also zünde ich mir gleich eine an. Das habe ich ja die letzten Jahre auch immer so gemacht...

Jeder Raucher kennt das Gefühl. Raus aus dem Bett und gleich der Griff zur ersten Zigarette. Da der Körper in der Nacht Nikotin abgebaut hat, braucht er seine neue Dosis. Ähnlich einem Alkoholiker der immer seinen Alkohollevel halten muss.

Für mich hat der Tag damit begonnen:

Fenster öffnen und einmal bewusst die frische Luft einatmen – nicht zu schnell und tief, sonst kommt der Raucherhusten!

Im Bad – nach dem ersten Blick in den Spiegel – ein wenig Gymnastik. Bitte nicht herumturnen – zu Beginn reicht einfach ein Strecken und Dehnen der Rückenmuskulatur. Ein wenig Rumpfkreisen. Keine Yogaübungen oder sonstigen Verrenkungen.

Dann rasch anziehen und ab zum Bäcker um frisches Gebäck zu holen – kein Vergleich zum Brot von gestern oder der Stress am Weg ins Büro. Vielleicht schon den Tag mit einer Warteschlange beginnen und jeder wird schon unruhig, regt sich auf und kommt dann gestresst ins Büro. Das kannst Du Dir sparen! Ist auch gleich ein anderer Start in den Büroalltag.

Vor dem Weg ins Büro, solltest Du auch noch Dein Zimmer aufräumen. Es ist einfach schöner wenn Du vom Büro nach Hause kommst und ein hübsches und aufgeräumtes Heim vorfindest. Am Abend hat sowieso keiner Lust um aufzuräumen.

Tipps für das Warten an der Bushaltestelle

Es ist doch immer das Gleiche. Entweder fährt der Bus einem vor der Nase davon, oder er hat Verspätung. Die Zeit lässt sich nicht totschlagen, also zünden wir uns eine Zigarette an. Mehr aus Langeweile als wegen der Notwendigkeit.

Gibt es Alternativen?

Ja natürlich!

Mach doch einfach die Einkaufsliste am Handy (Du hast etwas in der Hand, musst nachdenken und die Zeit vergeht).

Überlege Dir ein gutes (Geburtstags-)geschenk für Deinen Partner oder Deine Freundin.

Informiere Dich über die Nachrichten des Tages.

Lies einen interessanten Wikipedia Artikel am Handy.

Höre einen Podcast – mein Mann meint immer ich solle doch einen Podcast zum Thema Börse und Veranlagung hören. Eine Empfehlungsliste:

https://finanzrocker.net/hoerenswert/

https://madamemoneypenny.de/tag/podcast/

https://www.finanzwesir.com/blog/kategorien/podcast

Gehe ein paar Schritte und schaue Dir die Hauseingänge an. Gibt es hier eventuell einen Arzt, einen Anwalt (man weiß ja nie) oder sonst interessante Firmen? Eventuell ein neuer Arbeitgeber – falls dies einmal notwendig sein sollte.

Oder gibt es eine Putzerei, ein Blumengeschäft, ein nettes Kaffeehaus, …

Überlege Dir ein Gedicht für Deine(n) Liebste(n) – der nächste Valentinstag kommt bestimmt!

Oder wohin könnte der nächste City-Trip gehen. Welche Stadt interessiert Dich besonders zum Shoppen, kulturell oder kulinarisch. Warst Du schon einmal in Paris, London, Barcelona – nur um einmal so die Klassiker zu nennen. Ich kann alle drei empfehlen, ich war schon dort.

Ich beobachte gerne die Patienten im Wartezimmer und überlege mir welchen Beruf er/sie haben könnte. Dazu analysiere ich die Kleidung, die Hände und lasse meine Fantasie spielen.

Oder welche Krankheit könnte er/sie haben, vielleicht wurde etwas ganz Ungewöhnliches vom letzten Urlaub mit nach Hause gebracht?

Wie viele der Patienten sind verheiratet (Blick auf den Ehering) oder ich versuche herauszufinden warum jemand noch Single ist – das ist gemein, ich weiß – es kommt doch immer auf die „inneren Werte" an...

Ein Buch lesen.

Mein Kindle ist immer dabei. Folgende Idee: Lies einfach mein anderes Buch zum Thema „Glück und Zufriedenheit" – gratis bei Kindle Unlimited!

https://www.amazon.de/dp/B07X8VNLMK

Handyspiele sind auch sehr beliebt, wobei ich Zeit lieber sinnvoll nutzen möchte wie etwa neue Podcasts suchen, oder spannende und interessante Bücher finden. Das ist auf jeden Fall immer noch besser als sticken und häkeln!

Mein Tipp gleich zu Beginn. Keine Schokolade essen. Aber das sollte ja gar nicht mehr gehen, da Dein Schokoladenvorrat hoffentlich am anderen Ende des Büros versteckt ist.

In meinem Job hänge ich beim Telefonieren häufig in Warteschleifen (Fluglinien, Reklamationen bei Aufträgen, Helpdesk, etc.). Der Griff in meine Schokoladenlade war damit vorprogrammiert.

Meine Ablenkung habe ich mit Mandalas geschafft.

Was ist das?

Das sind diese kleinen „Ausmalbilder für Erwachsene". Du benötigst verschiedene Stifte und kannst unterschiedliche Motive ausmalen. Da diese Felder sehr klein sind, benötigst Du schon eine gewisse Konzentration und genau das ist die Ablenkung!

Kein Griff mehr in die Schokoladenlade oder gar zur Zigarette (sofern im Büro überhaupt noch geraucht werden darf).

Wer kennt das: „Kommst Du mit – wir rauchen schnell eine?"

Irgendwie konnte ich da selten „nein" sagen. Es war ja immer lustig (außer im Winter bei Minusgraden) und der Bürotratsch wurde auch immer erzählt.

Aber:

Es wird auch immer geraucht. Manchmal auch zwei Zigaretten, falsch jemand zu spät zur Gruppe dazu gestoßen ist, den man dann auch nicht alleine stehen lassen wollte. Also wurde einfach noch eine Zigarette geraucht.

Also versuche es doch einfach mit ein paar Ausreden, wenn Du das Rauchen reduzieren willst. Aber denke bitte daran, das Ziel ist es mit dem Rauchen zur Gänze aufzuhören!

„Ich muss heute noch das Projekt fertigstellen."

„Ich habe gerade einen Lauf."

„Die E-Mail muss noch dringend raus, kann gerade nicht."

„Ich muss noch schnell zur Apotheke."

„Beim nächsten Mal wieder – ich muss noch ... (mein Mann hat wieder vergessen)".

„Morgen wieder – ich habe heute Kreislaufprobleme."

„Ich muss noch schnell ein Telefonat führen – dann komme ich nach (mache ich dann aber nicht)."

„Der Chef wartet noch auf meinen Rückruf."

„Der Chef braucht noch dringend eine Auswertung."

„Ich muss noch schnell einen Friseur-/Arzttermin für mich/meine Kinder/meine Mutter/... ausmachen."

„Ich versuche heute weniger zu rauchen – morgen wieder."

Grundsätzlich habe ich im Freundeskreis festgestellt, dass Alkohol ein Verbündeter der Zigarette ist – die Willenskraft lässt doch merklich nach, sobald einige Gläser getrunken wurden.

Also versuche es mit guten Ausreden um den Alkoholkonsum zu verhindern oder zumindest zu reduzieren – am besten mit diesen:

„Ich habe heute starke Migräne Medikamente genommen, ich darf die nächsten Tage keinen Alkohol trinken."

„Ich habe es meiner Tochter versprochen, diesen Monat keinen Alkohol zu trinken. Du weißt wie wichtig mir Versprechen sind."

„Heute bin ich so durstig – ich starte einmal mit einem stillen Wasser." Natürlich bleibst Du beim Wasser...

„Ich trinke einen frisch gepressten Orangensaft – heute brauche ich die Vitamine!"

„Mein Magen ist etwas beleidigt – heute trinke ich lieber einen Tee."

„Ich mache gerade eine Blitzdiät, da gehört der Alkoholverzicht dazu!"

„Ich habe letzte Woche eine Studie gelesen, darin stand...."

Eine für viele Raucher schwierige Zeit - um rauchfrei zu bleiben - ist das Wochenende. Es gibt keinen geregelten Ablauf wie im Büro. Daher sagt das Gehirn öfters einmal: „Hey, jetzt wäre doch Zeit für eine Zigarette – rauch doch mal eine!"

Für Ablenkung können folgende Dinge sorgen:

Die Wohnung – oder zumindest ein Zimmer ordentlich aufräumen.

Die Fenster putzen (ein „Frühjahrsputz" geht eigentlich das ganze Jahr über).

Den Keller einmal aufräumen – oft wird einfach alles hineingestellt und dann jahrelang nicht mehr benötigt. Also warum dann nicht gleich den alten Mist verschenken oder wegwerfen?

Den eigenen Kasten ausmisten. Auch wenn die Mode ja irgendwann einmal wieder kommt – oft passt der Körper dann nicht mehr in das gute Stück...

Endlich mit dem Fotobuch vom letzten Urlaub anfangen.

Fotos am Handy ausmisten (ich hatte 11.428 Fotos...).

Den eigenen Lebenslauf einmal aktualisieren – man weiß ja nie.

Einen Online-Kurs besuchen.

Wie wäre ein Waldspaziergang mit frischer Luft?

Besuche doch endlich wieder einmal eine Ausstellung oder Vernissage.

Wolltest Du nicht immer schon eine neue Sprache lernen – fange am Samstag an!

Gehe mit den Kindern einkaufen und kocht dann gemeinsam einmal Pasta. Viele Kinder wissen nicht wie Nudeln hergestellt werden….

Suche online nach Veranstaltungen in Deiner Nähe.

Gehe zu einer Buchlesung oder stöbere in der Buchhandlung.

Leidenskollegen die es bisher noch nicht geschafft haben

Andrea – 5 Zigaretten seit 25 Jahren

Auch die nicht erfolgreichen Freunde möchte ich hier anführen. Es ist kein Honigschlecken mit der Nikotinsucht aufzuhören und es sind oft externe Einflüsse, die es so schwer machen.

Andrea – meine Gruppenleiterin – ist im Job und auch im Privatleben eine sehr starke Frau. Ich bewundere sie sehr dafür. Daher habe ich auch versucht sie zum Aufhören zu überreden. Das Wort „überreden" war genau das eigentliche Problem.

Andrea wollte gar nicht aufhören. Sie raucht im Schnitt 3 bis 5 Zigaretten am Tag, am Wochenende etwas mehr und ist eine klassische Gesellschaftsraucherin.

Jeden Arbeitstag war sie pünktlich um 9 Uhr am Raucherbalkon – egal welches Wetter, dann nach dem Mittagessen die „Genusszigarette" und eine am Abend, bevor sie in ihr Haus geht. Im Haus möchte sie interessanterweise keinen Zigarettenrauch haben.

Am Wochenende geht sie gerne tanzen und dort raucht sie dann mit ihren Freundinnen. Ganz gemütlich während sie alle miteinander plaudern - das dauert manchmal länger ;-)

Erschwerend kommt dazu, dass ihr Lebensgefährte ebenfalls ein überzeugter Raucher ist. Wovon er allerdings „überzeugt" ist, konnte er mir auf Nachfrage dann auch nicht beantworten...

Für mich habe ich erkannt, dass es keinen Sinn macht, jemanden zu „überreden".

Wenn jemand nicht aus eigenen Stücken erkennt, dass er/sie aufhören möchte, dann wird das eine halbherzige Aktion die zum Scheitern verurteilt ist.

Oft klappt zwar das kurzfristige Pausieren für ein paar Tage oder Wochen, aber ebenso schnell ist dann die „eine" Zigarette wieder im Mund und es wird wieder geraucht. Es fehlt eben am ernsthaften aufhören wollen.

Bei Andreea fallen auch die Kosten nicht ins Gewicht, wie die folgende Tabelle gut zeigt.

Trotzdem sollten geringe Kosten nicht als Ausrede benutzt werden. Rauchen ist schlecht für die Gesundheit und häufig tödlich!

Anzahl Zigaretten/Tag	5	
Anzahl Zigaretten/Monat	150	(30 Tage)
Anzahl Packungen/Monat	7,5	(zu je 20 Stk.)
Preis Packung	6,4	
Kosten pro Monat/Euro	48	

Jahr	Kosten/Jahr	Summe
1	576	576
2	576	1152
3	576	1728
4	576	2304
5	576	2880
6	576	3456
7	576	4032
8	576	4608
9	576	5184
10	576	5760
11	576	6336
12	576	6912
13	576	7488
14	576	8064
15	576	8640
16	576	9216
17	576	9792
18	576	10368
19	576	10944
20	576	11520
21	576	12096
22	576	12672
23	576	13248
24	576	13824
25	576	14400
	Summe:	14400

Ja – unsere Partymaus (das ist wirklich ihr Spitzname) lässt wirklich keine Party aus. Wenn Du sie fragst wo denn derzeit die hippesten Clubs sind, kennt sie einfach alle – inklusiver die Türsteher ;-)

Spaß beiseite. Tanja arbeitet im Marketing einer großen Telekomfirma und organisiert viele Events und kennt daher schon viele Locations. Privat geht sie gerne in Clubs um den Ausgleich in ihrem Leben zu finden. Sie tanzt gerne, plaudert gerne und dann raucht sie auch gerne. Tanja ist eine Party-Raucherin, während der Arbeitszeit raucht sie nie. Da ist sie so eingespannt, dass gar keine Zeit zum Rauchen bleibt. Ein Meeting jagt das Andere, ein Abgabetermin für eine Kundenpräsentation ist überfällig, etc.

Ich habe nie verstanden, wie sie das so steuern kann – die Nikotinsucht müsste doch schon am Vormittag zuschlagen… Vermutlich ist es ihre Willensstärke zu sagen. „Stopp, ich rauche prinzipiell nur am Abend in den Clubs!"

Das zeigt Dir aber auch, dass es machbar ist, seinen Drang zur Zigarette aktiv zu beeinflussen.

Anzahl Zigaretten/Tag	5	
Anzahl Zigaretten/Monat	150	(30 Tage)
Anzahl Packungen/Monat	7,5	(zu je 20 Stk.)
Preis Packung	6,4	
Kosten pro Monat/Euro	48	

Jahr	Kosten/Jahr	Summe
1	576	576
2	576	1152
3	576	1728
4	576	2304
5	576	2880
6	576	3456
7	576	4032
8	576	4608
9	576	5184
10	576	5760
	Summe:	5760

Lisa ist eine Juristin, die mittlerweile seit vielen Jahren ein Ritual pflegt. Nach jedem gewonnenen Fall, raucht sie eine Zigarette. Das sind etwa 1 bis 2 Zigaretten im Monat.

„Ich rauche aus Genuss und ich rauche gerne!"

Für sie ist das eine Art der Belohnung, welche eigentlich nicht rational erklärbar ist. Sie könnte sich ja auch neue Schuhe kaufen ;-)

Nein ernsthaft. Lisa hat eigentlich selbst keine Erklärung dafür. Ein befreundeter Psychologe hat einen Erklärungsversuch gefunden:

Lisas Vater war ein Verkäufer von Industriemaschinen. Immer wenn er einen großen Geschäftsabschluss erzielt hatte, kam er am Abend nach Hause und der Erfolg wurde mit der Familie gefeiert. Inklusive einer Zigarette, die er als Belohnung raucht...

Ob sich das unbewusst auf Lisa übertragen hat, kann ich nicht beurteilen, aber es macht schon irgendwie Sinn.

Aber kommen wir nun zu den positiven Beispielen die uns als Motivation und Vorbild zur Verfügung stehen sollen.

Leidenskollegen die es auch geschafft haben

Julia – 20 Zigaretten seit 18 Jahren

Meine Bürokollegin Julia hat stark geraucht. Zum Glück niemals im Büro, aber dafür immer mit anderen Kolleginnen in der Kaffeeküche. Wenn ein Nichtraucher die Küche betreten hat, musste er die Luft anhalten – es gab eine gewaltige Rauchwolke. Einmal ging sogar der Feueralarm los. Das lag sicherlich am „übersensiblen" Brandmelder...

Die Kosten für den Feuerwehreinsatz mussten die Damen übrigens selbst bezahlen.

Julia war mit ihren Kollegen auf einem mehrtätigen Workshop. Da wurde gut gegessen, geraucht und auch getrunken.

Am nächsten Morgen beim Frühstück wurde sie von Kollegen gefragt: „Gehen wir noch schnell eine rauchen?"

Sie antwortete: „Nein, ich rauche ab heute nichts mehr."

Zuerst die typischen Bemerkungen wie: „Hast Du vielleicht gestern einfach zu viel geraucht?" oder auch „Na, das schaffst Du eh nur bis zum Mittagessen!" usw.

Zur Überraschung vieler Kollegen, hat sie es jedoch wirklich durchgezogen.

Es gab zwar 2 kurze „Ausrutscher". Bei einer Hochzeit (sie war die Trauzeugin) hat sie dann doch wieder „die eine" geraucht – jedoch hat Julia diese Zigarette nicht mehr geschmeckt.

Die zweite Zigarette war eine „Alkoholgeschichte".

Die schwierigste Zeit für sie waren die ersten Monate:

„Ich war regelmäßig gereizt, konnte nicht mehr gut schlafen. Der Nikotinentzug war schon hart und es dauerte knapp 3 Monate bis ich mich wieder wohl fühlte."

Es gab jedoch auch einiges Positives zu vermelden:

„Der Husten war endlich weg und ich merkte wie sich mein Körper erholte und meine Fitness sich spürbar verbesserte. Dabei habe ich gar keinen Sport gemacht!"

„Zwar habe ich anfänglich 7kg zugenommen, aber dafür lebe ich länger. Ich hätte auch schlanker um einige Jahre früher sterben können – was ist da besser? Mit mehr Bewegung konnte ich ein paar Kilos wieder abnehmen – auch wenn das fast ein Jahr gedauert hat."

„Mein Lieblingsspruch? Lieber zu viel Kilos als zu viel Krebs!"

Anzahl Zigaretten/Tag	20	
Anzahl Zigaretten/Monat	600	(30 Tage)
Anzahl Packungen/Monat	30	(zu je 20 Stk.)
Preis Packung	6,4	
Kosten pro Monat/Euro	192	

Jahr	Kosten/Jahr	Summe
1	2304	2304
2	2304	4608
3	2304	6912
4	2304	9216
5	2304	11520
6	2304	13824
7	2304	16128
8	2304	18432
9	2304	20736
10	2304	23040
11	2304	25344
12	2304	27648
13	2304	29952
14	2304	32256
15	2304	34560
16	2304	36864
17	2304	39168
18	2304	41472
	Summe:	41472

Karl – 10 Zigaretten seit 45 Jahren

Karl ist eine Geschichte, welche beweist, dass es nie zu spät ist das Rauchen aufzugeben.

Karl hat seinen 60. Geburtstag gefeiert und kurz danach seine neue Liebe gefunden. Eine sehr nette Dame, Mitte 50 mit leicht rundlicher Figur, die eine Sache nicht mag: Raucher.

„Ich will doch keinen Aschenbecher küssen!"

Also hatte Karl zwei Möglichkeiten. Entweder auf seine neue Liebe verzichten oder auf seine alte Liebe – die Zigaretten.

Nach ein paar Tagen Nachdenken und einem Gespräch mit seinem Arzt hat er sich (für das Richtige) entschieden – seine Michaela.

Sein Weg ging aber nicht ohne Hilfsmittel. Karl hat zuerst mit einem Nikotinpflaster gearbeitet und hat seine Nikotindosis über mehrere Wochen immer weiter reduziert.

Durch die Ablenkung der neuen Liebe – Ausflüge, Theater- und Konzertbesuche, etc. aber auch das neue Glück einer Beziehung haben ihm geholfen seine Sucht loszuwerden.

Was ihm auch geholfen hat, war der neue Freundeskreis den er kennengelernt hat. Dort gab es fast keine Raucher und daher war es für ihn auch so, dass er nicht immer an die Zigaretten erinnert wurde.

Die Veränderungen – neuer Freundeskreis, neue Lokale, neue Ausflugsziele – haben es Karl leichter gemacht um mit dem Rauchen aufzuhören.

Schwer war es für ihn in der Arbeit. Seine Raucherkollegen wollten ihn immer wieder verleiten, um ihren Raucherfreund nicht zu verlieren.

„Komm geh doch wenigstens mit!" oder auch „Willst du den neuen Bürotratsch gar nicht mehr wissen?" waren Versuche, ihn doch auf ihre Seite zu ziehen.

Doch Karl blieb tatsächlich standhaft. Den Büroklatsch hat er auch in der Nichtraucherküche erfahren und er hat die Kollegen öfters am Schreibtisch besucht. Das hat er anfänglich immer dann gemacht, wenn er Lust auf eine Zigarette hatte. Um sich abzulenken - und den ersten Nikotinimpuls zu überbrücken - ist er immer aufgestanden und ist ein paar Büros weiter spaziert. Durch das kurze Plaudern hat er dann sehr oft das Rauchbedürfnis überspielt und konnte ohne Zigarette weiterarbeiten.

Die Lösung für die Fingerbeschäftigung war sein Schlüsselbund. Er spielte regelmäßig damit herum. Sobald er darauf angesprochen wurde, hat er stolz erzählt, dass er seit kurzem Nichtraucher ist und diese Beschäftigung braucht. Das Feedback war regelmäßig große Anerkennung dafür, dass er es geschafft hat und er war auch Vorbild für andere, ebenfalls mit dem Rauchen aufzuhören.

Michaela und Karl haben sich auch ein neues Hobby gesucht – das Wandern. Die beiden sind keine steilen Wanderwege oder Berge hinaufgeklettert, aber sie haben sich regelmäßig an jedem zweiten Wochenende für etwa 2 bis 3 Stunden bewegt. Natürlich haben die beiden dann auf der Jausenstation auch brav gefeiert und gut gegessen.

Das Wandern hat auch geholfen, dass Karl seine anfängliche Gewichtszunahme von knapp 11 kg wieder reduzieren konnte. Er passte auch danach nicht mehr in seine alten Klamotten, aber es war eh schon an der Zeit, sich neue Sachen zu kaufen. Michaela hat ihn da tatkräftig unterstützt.

Heute sagt er:

„Was war ich für ein blödes Gewohnheitstier... Ohne zu denken, habe ich einfach geraucht. Vor allem in Gesellschaft. Es hatte weniger mit fehlender Willensstärke zu tun, sondern es war ausschließlich die Gewohnheit..."

Es zeigt sich also, es ist nie zu spät um mit dem Rauchen aufzuhören. Aussagen wie „jetzt ist es eh schon zu spät" zählen einfach nicht. Der Körper erholt sich wieder – nicht vollständig – aber es gibt auch im Alter noch Fortschritte und Verbesserungen.

Anzahl Zigaretten/Tag	10	
Anzahl Zigaretten/Monat	300	(30 Tage)
Anzahl Packungen/Monat	15	(zu je 20 Stk.)
Preis Packung	6,4	
Kosten pro Monat/Euro	96	

Jahr	Kosten/Jahr	Summe
1	1152	1152
2	1152	2304
3	1152	3456
4	1152	4608
5	1152	5760
...	...	...
10	1152	11520
...	...	...
15	1152	17280
...	...	...
20	1152	23040
...	...	...
25	1152	28800
...	...	...
30	1152	34560
...	...	...
35	1152	40320
...	...	...
40	1152	46080
...	...	...
45	1152	51840

Christine – die „Alternative"

Christine ist die „Alternative" unter meinen Freundinnen. Sie hat zuerst einmal den sanften Weg gewählt. Laaaangsam das Rauchen reduzieren, danach ein paar Yogaübungen und sogar Akupunktur. Da sie es mit den Nadeln dann doch nicht so hatte, versuchte sie sogar eine Ohrlasermethode.

Außer der Telefonnummer des behandelnden Arztes hat es aber nichts gebracht. Das mit dem Arzt hätte sie sich auch sparen können, aber darauf kam sie 3 Monate später auch von selbst...

Ach, jetzt hätte ich auch fast die selbstgemischten Tees vergessen. „Mach-Dich-frei"-Tee, dann der „Mach-Dich-Glücklich"-Tee um nur einige zu nennen. Hat alles nichts gebracht.

Fast hätte ich es vergessen:

Das Nichtraucher-Kloster-Seminar. Ein altes Kloster am Ar*** der Welt, wo jeder beim „Einchecken" sein Handy und sonstigen Laster (=Zigaretten) abgeben musste. Das war ein Reinfall... Würde ein eigenes Buch rechtfertigen - quasi die Abrechnung mit sich und der Welt.

Was bei Christine nun wirklich geholfen hat, war der Wille aufzuhören. Sie hat sich zwar mit den unterschiedlichen Methoden verzettelt, aber sie hatte eine echte Überzeugung, dass sie es schaffen wird.

Und nach vielen Tees, Yoga- und Entspannungsübungen hat sie es auch ohne Konvertierung zur Klosterfrau geschafft ihr Laster abzulegen.

Katharina - die alleinerziehende Mutter

Jetzt kommt noch eine gute Geschichte. Katharina, eine alleinerziehende Mutter, war eine leichte Raucherin. Sie hat aus Rücksicht auf ihre Tochter immer am Balkon bzw. im Winter am offenen Fenster geraucht.

Eine Tages kam ihre 9jährige Tochter mit Tränen in den Augen von der Schule nach Hause.

„Mama, wir haben heute in Biologie gelernt, dass Raucher früher sterben *schluchts* und ich will nicht, dass Du stirbst! *heul*"

Jeglicher Versuch von Katharina ihrer Tochter zu erklären, dass das ja alles gar nicht so schlimm sei, scheiterte kläglich. Also haben die beiden einen Deal abgeschlossen.

Katharina hat versprochen, ein Nichtraucherseminar zu besuchen und mit dem Rauchen aufzuhören. Bei diesem Seminar hat sie viele Leidensgenossen getroffen und konnte von den Erfahrungen der anderen Teilnehmer sehr profitieren. So konnte sie bereits im Vorfeld viele Stolperfallen umgehen und hat es in ihrem dritten Anlauf geschafft, endgültig mit dem Rauchen aufzuhören.

Für ihre Tochter ist sie seitdem „die beste Mama der Welt!"

Brigitte – „Mrs. Crossfit"

Brigitte ist die Junior-Chefin eines mittelständischen Bau-Unternehmens. Sie war es immer schon gewohnt richtig anzupacken – egal ob Ziegel oder Zementsack.

Wie es auf jeder Baustelle in Deutschland üblich ist, wird bei jeder Gelegenheit geraucht. Brigitte hat sich dieses Laster leider auch angewöhnt. Als Draufgabe, geht sie jeden zweiten Tag ins Cross-Fit-Training. Das ist ein pures Krafttraining, wo Menschen schwere Lastwagenreifen durch die Halle tragen oder auch sonst irgendwelche sehr schweren Dinge bewegen. Manchmal auch den Körper anderer.

Aber kommen wir zurück zum Rauchen.

Brigitte wollte schon länger mit dem Rauchen aufhören, hat es aber nie geschafft. Wie hat sie es dann doch geschafft? Nennen wir es einmal „Danke Walter!".

Walter war eines Tages der Neue in der Trainingsrunde. Er hat schon jahrelang konsequent trainiert und hat einen richtig guten Körper. Die beiden kamen sich auch näher, aber die Raucherei hat Walter massiv gestört. Er behandelte seinen Körper fast wie einen Tempel. Nur gesunde Ernährung, viel Sport und frische Luft – da passten Zigaretten gar nicht in sein Weltbild.

Also hatte Brigitte die Wahl. Entweder mit dem Rauchen aufhören oder Walter als (Training-)freund verlieren. So manch eine Crossfit-Lady hätte sich gewünscht, dass Brigitte beim Rauchen bleibt, denn Laura hatte schon mehr als einen Blick auf den feschen Kerl geworfen und hatte auf ihre Chance gehofft.

3 Monate später war Brigitte eine überzeugte Nichtraucherin und die feste Freundin von Walter.

Du bist rückfällig geworden?

Du bist nicht allein!

Es schaffen nur wenige – wirklich wenige beim ersten Mal. Es gibt dazu keine offiziellen Statistiken, aber im Zuge meiner Buchrecherche bin ich auf Zahlen von unter 5% gestoßen.

Auch meine zahlreichen Interviews - vor allem im letzten Schiurlaub auf dem Sessellift bzw. der Gondel – (weil da konnte keiner flüchten) aber auch im Freundes- und Bekanntenkreis lassen diese Zahl als realistisch annehmen.

Falls Du es nicht geschafft hast, schreib Dir auf, warum Du wieder geraucht hast – was war der Auslöser? Was war Dein Schwachpunkt? Mach es beim nächsten Mal besser!

„Es ist ein Rückschlag, aber kein K.O. Schlag!"

Wichtig ist jetzt. Starte gleich wieder mit einem Versuch!

Nicht wochenlang warten oder halbherzig aufgeben. Starte sofort am nächsten Tag!

Sei willensstark und vermeide den gleichen Fehler. Kleinkinder fallen auch immer wieder hin, wenn sie das Gehen lernen. Was machen die Kinder? Sie stehen auf und versuchen es aufs Neue!

Also:

Starte sofort (ohne Dir noch eine letzte Zigarette anzuzünden) – jede Zigarette macht es schwieriger, da Du wieder ganz von vorne beginnen musst!

Es ist ein ewiges Tauziehen zwischen der Nikotinsucht und der Willenskraft.

Triff die Entscheidung, ob Du Dein Leben verlängern möchtest.

„DU WIRST ES SCHAFFEN!"

Wenn Du Vegetarier bist, dann bist Du es aus Überzeugung und nicht, weil Du es versuchen willst.

Genauso ist es auch hier!

„DU WIRST ES SCHAFFEN!"

Sei überzeugt von Deinem Vorhaben – Du musst es wirklich <u>wollen</u>.

Das

„DU WIRST ES SCHAFFEN!"

wird in wenigen Wochen und Monaten zu einem:

„ICH HABE ES GESCHAFFT!"

„ICH BIN EINE ÜBERZEUGTE

NICHTRAUCHERIN!"

Ich halte Dir die Daumen und würde mich über ein Feedback und Deine Erfolgsgeschichte sehr freuen! Wenn Dir das Buch geholfen hat, verschenke es doch weiter. Rette auch Du ein anderes Leben!

Herzlichst

Deine

Klara Walters

Linksammlung

Eigentlich reicht ein einziger Link:

Tabakatlas Deutschland (pdf mit 43 MB)

https://www.dkfz.de/de/tabakkontrolle/Tabakkonsum_und_ges
undheitliche_Folgen.html

Hier wird vom deutschen Krebsforschungszentrum eine
umfassende Zusammenfassung präsentiert. Mit Fakten und
vielen weiterführenden Verweisen. Absolut lesenswert!

Haftungsausschluss / Rechtliche Hinweise

Der Autor übernimmt keinerlei Gewähr für die Aktualität, Richtigkeit und Vollständigkeit der bereitgestellten Informationen. Haftungsansprüche gegen den Autor, welche sich auf Schäden materieller oder ideeller Art beziehen, die durch die Nutzung oder Nichtnutzung der dargebotenen Informationen bzw. durch die Nutzung fehlerhafter und unvollständiger Informationen verursacht wurden, sind grundsätzlich ausgeschlossen, sofern seitens des Autors kein nachweislich vorsätzliches oder grob fahrlässiges Verschulden vorliegt. Alle Angebote sind freibleibend und unverbindlich. Der Autor behält es sich ausdrücklich vor, Teile des Buches oder das gesamte Angebot ohne gesonderte Ankündigung zu verändern, zu ergänzen, zu löschen oder die Veröffentlichung zeitweise oder endgültig einzustellen.

Den Ausführungen liegen Quellen zugrunde, die der Herausgeber für vertrauenswürdig erachtet. Für die Richtigkeit des Inhaltes wird trotzdem keine Haftung übernommen.

Externe Links / Haftung für Links:

Dieses Buch enthält sogenannte „externe Links" zu anderen Webseiten, auf deren Inhalt der Autor keinen Einfluss hat. Aus diesem Grund übernimmt der Autor keine Gewähr für diese Inhalte. Für die Inhalte und Richtigkeit der bereitgestellten Informationen ist der jeweilige Anbieter der verlinkten Webseite verantwortlich. Zum Zeitpunkt der Verlinkung waren keine Rechtsverstöße erkennbar. Eine permanente inhaltliche Kontrolle der verlinkten Seiten ist jedoch ohne konkrete Anhaltspunkte einer Rechtsverletzung nicht zumutbar. Bei Bekanntwerden einer solchen Rechtsverletzung wird der Link umgehend entfernt.

Impressum

Klara Walters wird vertreten durch:

Schinwald Brigitta

Quellestr. 21

A-4052 Ansfelden